AF405065

DE
L'ENDOCARDITE
BLENNORRHAGIQUE

PAR

Le Docteur J. MARTY,

Aide-major stagiaire au Val-de-Grâce.

Extrait des Archives générales de Médecine

Numéro de décembre 1876.

PARIS

P. ASSELIN, SUCCESSEUR DE BECHET JEUNE ET LABE

EDITEUR DES ARCHIVES GÉNÉRALES DE MEDECINE,

Place de l'Ecole-de-Médecine

1876

DE

L'ENDOCARDITE BLENNORRHAGIQUE

L'observation qui donna lieu à ce travail a été recueillie dans le service de M. le professeur Agrégé Poncet (de Cluny).

Il nous a paru intéressant de recueillir et de publier ce fait parce qu'il se rattache à une question toute d'actualité ; celle des complications de la blennorrhagie. Parmi ces complications, l'endocardite, et d'une façon générale, les altérations des séreuses cardiaques méritent d'autant plus d'être étudiées, qu'elles sont rares, bien qu'il en existe quelques faits bien avérés dans la science; et elles deviennent bien plus rares encore si l'on recherche les cas où le rhumatisme spécifique n'a pas accompagné l'affection viscérale. — Nous n'en avons relevé que deux cas, l'un de pericardite, dû à M. le docteur Lacassagne, et un d'endocardite; c'est celui dont nous donnons ici l'observation.

Nous ne nous arrêterons pas à l'historique de la question, l'ordre dans lequel nous avons rangé les analyses des observations publiées en donne une idée. — Le mémoire de M. le docteur Lacassagne, professeur agrégé au Val-de-Grâce, mémoire cité plus loin, contient des renseignements suffisants à cet égard.

Nous voulons seulement reprendre rapidement les cas publiés, nous arrêter sur les points les plus intéressants de Marty.

rhagie avec phimosis, c'était, affirme-t-il, la première. L'écoulement était très-abondant. Peu de douleurs ; comme traitement, tisane et injections très-caustiques, dit-il.

L'écoulement diminua, mais, au vingt-cinquième jour, après quelques jours de malaise, il fut pris de frissons et dut quitter ses occupations. Il rentra chez lui, et se coucha en proie à une fièvre intense

Bientôt il éprouva des douleurs qui, occupant d'abord la continuité des membres inférieurs, augmentèrent rapidement d'intensité et se localisèrent dans les genoux et dans les hanches. Elle se calmèrent au bout de quelques jours, puis apparurent sur les épaules et dans le cou, mais avec moins d'intensité.

Le malade garda le lit quinze jours et entra enfin à l'hôpital. A ce moment. L..... a recouvré son appétit, les douleurs articulaires ont a peu près disparu. Le genou gauche a augmenté de volume ; il y a du liquide dans cette articulation, mais en petite quantité, les pressions ne provoquent pas de douleurs. La marche seule est pénible. Les autres articulations n'offrent rien de particulier à signaler.

Du côté des organes génitaux, les phénomènes aigus se sont amendés. Il est toutefois facile, en comprimant le canal de l'urèthre, d'en faire sortir une grosse goutte de pus.

Au cœur on trouve un bruit de souffle assez rude, dont le maximum est à la base et au premier temps ; ce souffle se propage du bord gauche du sternum jusqu'à la deuxième articulation chondro-costale droite. On entend aussi un bruit moins fort à la pointe, mais il est manifestement un retentissement du premier, parce que à la pointe, il n'y a pas de maximum et qu'il n'y a pas d'irradiation dans l'aisselle. Le souffle de la base ayant tous les caractères d'un bruit solidien est donc symptomatique d'un rétrécissement aortique. Rien aux poumons.

Du 13 au 20 mars, on ne trouve aucune diminution du bruit de souffle. Les douleurs cessent peu à peu ; le malade peut marcher et descendre dans les cours. L'appétit est excellent, sous l'influence du cubèbe, l'écoulement cesse tout à fait.

Le malade demandait son départ lorsque le 24 au soir, sans que rien ait pu faire prévoir les accidents auxquels on allait assister, il est pris de phénomènes syncopaux formidables qui présentent les caractères suivants : tout à coup cet homme pâlit, rejette la tête en arrière. Les pupilles sont dilatées, les yeux convulsés en haut. La respiration s'accélère et devient bruyante, puis se ralentit, et, en même temps, les battements du cœur faiblissent et se suspendent durant vingt-cinq ou trente secondes, puis redeviennent perceptibles et reparaissent peu à peu. Bientôt une inspiration profonde survient, la face rougit, devient vultueuse, se couvre de sueur,

et l'accès se termine par des convulsions cloniques de quelques secondes.

La durée de l'attaque est environ d'une minute. L'accès terminé,
le malade se plaint de céphalalgie et de courbatures. Une nouvelle
attaque a lieu pendant la nuit. Au matin elles se répètent et deviennent plus nombreuses.

Le 25 mars, pendant la visite, on est témoin de plusieurs attaques.
Elles se multiplient pendant la journée et arrivent en moyenne, à
douze en une heure. Pendant la nuit suivante, elles deviennent
encore plus nombreuses, mais semblent diminuer de durée.

Le 26. A partir du matin, 7 heures, le malade semble aller mieux,
les attaques sont moins nombreuses et moins longues. Le soir, il n'a
plus que de simples absences, sans la moindre notion de ce qui
vient de lui arriver.

Le 27. Les accès ont cessé pendant la nuit. L... se plaint de céphalalgie, de lassitude, de courbature, et d'un penchant invincible au
sommeil.

L'examen du cœur, fait dans l'intervalle des accès, et dès leur apparition, a révélé l'existence d'un nouveau bruit de souffle à la base
et au deuxième temps. Ce bruit est rapeux. En même temps, le
souffle du premier temps a augmenté d'intensité. Ainsi au rétrécissement aortique s'est ajoutée une insuffisance du même orifice. On n'a
constaté aucune lésion pulmonaire.

Le 28. Jour où ont cessé les accidents encéphaliques, on remarque
une poussée aigue du côté du genou gauche qui était entièrement
guéri. Cette articulation devient grosse, rouge et assez douloureuse
pour empêcher le sommeil.

Le 3 avril. — Articulation rouge, tuméfiée.

Le 5 mai. Le malade part pour Vincennes. L'appétit est excellent.
Les bruits anormaux de la base existent toujours, mais ils sont
beaucoup moins marqués. Aucun trouble fonctionnel.

Dans les réflexions qui suivent cette observation, la notion de
pathogénie n'est pas mise en doute ; les accidents syncopaux
et épileptiformes sont rattachés à l'anémie cérébrale et bul-
baire.

Quoi qu'il en soit, c'est un fait de plus pour infirmer les
remarques de Trousseau et de Grisolle, et justifier l'opinion
des auteurs qui ont cru pouvoir admettre cette terrible complication de la blennorrhagie.

Ici, de plus, l'alternance des phénomènes douloureux et des
phénomènes d'endocardite semble rattacher les deux à une
cause commune.

Voici le fait qui a évolué devant nous :

Hôpital du Val-de-Grâce, salle 32, lit n° 9. — Le nommé D....., ouvrier d'administration, 22 ans 1/2.

Entré à l'hôpital le 17 août 1876, service de M. le professeur agrégé, F. Poncet (de Cluny).

Les antécédents du malade sont satisfaisants. Du côté de sa famille, il n'accuse aucune attaque rhumatismale chez ses parents et aucune maladie de cœur. Pour lui, nous ne trouvons pas le moindre accident articulaire, ni scarlatine, ni variole. C'est la première fois qu'il s'alite. Tempérament lymphatique.

Vers l'âge de 5 ans, dit-il, il avait un peu de difficulté pour courir. L'essoufflement était rapide et s'accompagnait de battements de cœur assez violents. Ces phénomènes durèrent deux ans, depuis l'âge de 7 ans ils n'ont pas reparu. Boulanger, il enlevait des sacs assez lourds, faisait de longues courses, supportait toutes les exigences de son métier sans jamais en souffrir.

Incorporé le 22 octobre 1875, il a pu suffire aux exigences de la vie militaire comme tous ses camarades.

Il contracta sa blennorrhagie le 15 août. Elle eut, dit-il, huit jours d'incubation. Il entra à l'hôpital avec ce diagnostic. L'invasion ne présenta rien de spécial. L'affection appartenait aux formes de moyenne violence. Douleurs peu vives, écoulement assez abondant. Peu d'inflammation de l'organe affecté. Pas de phénomènes généraux.

Le traitement institué reposa sur les balsamiquss et les injections.

Quelques jours après se manifestèrent quelques phénomènes d'embarras gastrique, qui, d'ailleurs régnait alors dans la salle. Aucune autre complication ne survint ; pas la moindre douleur articulaire.

Du 17 août au 22 septembre, la blennorrhagie suivit sa marche ordinaire.

22 septembre. Frissons violents, répétés. céphalalgie intense. Le début est net ; le malade accuse nettement, au milieu de quelques symptômes d'embarras gastrique l'aggravation des symptômes et l'invasion d'une affection nouvelle.

Les organes sont sains.

Le pouls est fort, plein, fréquent.

Pas de point de côté, pas d'épistaxis, diarrhée assez abondante.

La blennorrhagie diminue sans se supprimer complètement.

Le 23. même état.

Le 24. Céphalalgie. Peu de sommeil. Langue un peu blanche, mais humide, pupilles sensibles, intelligence nette, quelques cauchemars, appetit nul, courbature générale, allant jusqu'à la douleur, mais vague et mal délimitée.

Le facies reste bon, pas le moindre aspect typhoïde.

Pouls fréquent, plein, sans irrégularités.

Le cœur ne présente rien à signaler. Les poumons sont sains, la respiration est moins forte à droite qu'à gauche, sans qu'il y ait rien d'ailleurs à en conclure.

Le 25. T. mat. 39,1 ; soir 39.9. Même état général. Pas d'anxiété precordiale. Les battements du cœur sont forts, mais sans arriver à incommoder le malade qui n'accuse pas de palpitations.

Le premier bruit à la base nous semble un peu sourd.

Le 26. T. mat. 38,7 ; soir 40,1. L'état du cœur s'accentue. Le bruit de la base s'altère.

Le 27. T mat. 38,4 ; soir 39.

Le 28. T. mat. 38,6 ; soir 39,6. Le diagnostic endocardite est porté. Nous avons un souffle nettement systolique, râpeux, avec son maximum précis au niveau de la troisième côte, près de l'articulation chondro-sternale gauche. Il ne se propage pas vers la pointe, où les deux bruits sont absolument nets. Celle-ci bat à sa place normale. Le choc est toujours fort, et imprime à la paroi thoracique un ébranlement marqué.

Le souffle se propage vers l'aorte. M. le professeur agrégé Poncet a vérifié cette propagation. Nous ne l'avons pas retrouvé dans la crurale.

Le facies se maintient bon. Le malade ne semble pas incommodé par les hautes températures qu'il subit. La langue est humide. Le pouls plein et fort. Deux heures de sommeil, urine fébrile, sans albuminurie, quantité normale. — Traitement : Vésicatoire camphré à la région précordiale, orge nitrée. Teinture de digitale, 10 gouttes. Pansement du vésicatoire à la teinture d'iode.

Le 29. T. mat. 38,6 ; soir 39,4. Même état général et local.

30. P. 104 le matin ; T. M. 38,6 ; S. 39,5. Un peu de sommeil. Même pouls. Ni oppression ni toux ; sueurs, carphologie.

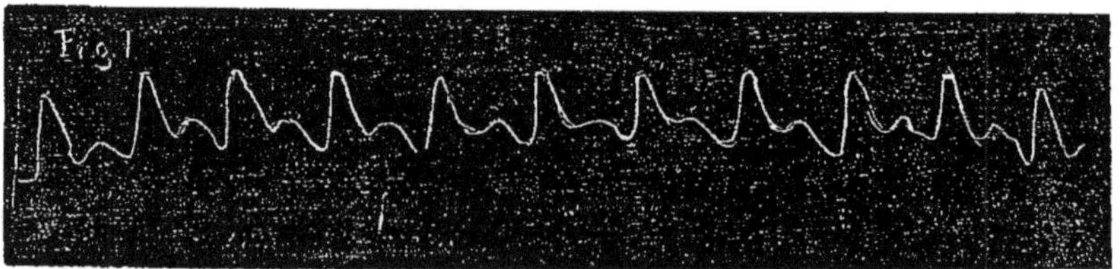

1er octobre. P. 82, T. 38 ; S, 38.9.

2. P. 64, T. M. 37,4 ; S. 38,9. Digitale. Pouls régulier. Léger frémissement à la pointe. Pas de courbature. Mieux être général. L'état du cœur est le même. Le souffle cardiaque est toujours très-prononcé, mais reste simple. Un peu d'appétit et de sommeil. Langue bonne. Du côté de l'urèthre, goutte quotidienne le matin. Rien aux aînes.

3. P. 76, T. 37,4; S. 38,3. Un peu d'oppression et de gêne sous la poignée du sternum.

4. P. 64. T. M. 37; S. 37,8. Un peu de sommeil. Vomissements à deux reprises; nausées presque continuelles le matin. Anorexie. Ne tousse pas. Langue humide, mais blanche. Cephalalgie. Constipation. Sclérotiques jaunâtres. Pouls intermittent, un peu affaissé.

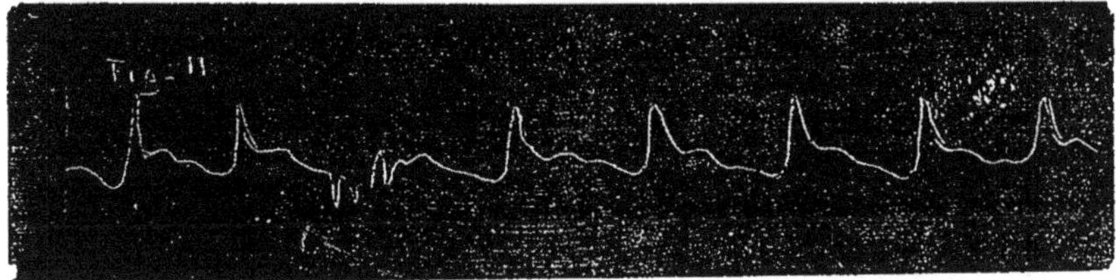

5. P. 80, T. M. 37; S. 38,3. Facies moins satisfaisant. Langue cependant humide, mais un peu blanche. Douleur présternale. Le bord supérieur du cœur est toujours à sa place normale. Le champ de la matité ne s'est pas étendu. Le pouls s'est relevé. Il est plein, intermittent. Deux vomissements. Pas de céphalalgie. Urine normale. Ecoulement presque nul. Le souffle se propage nettement vers les vaisseaux du cou. 4 heures de sommeil environ dans la nuit.

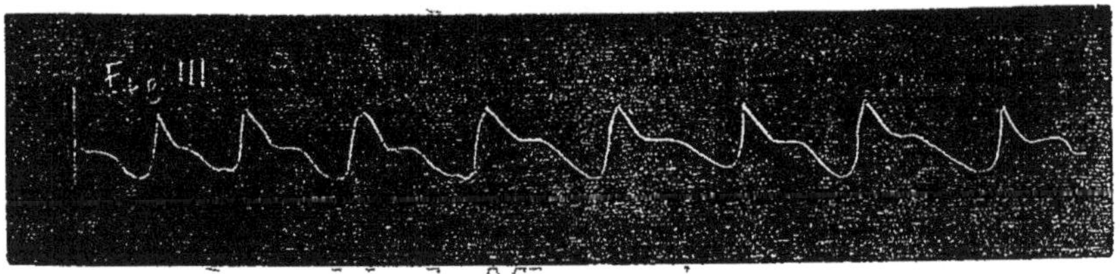

6. T. M. 37; S. 39,4. Reprise brusque de la fièvre. Palpitations pour la première fois. Le soir, sueurs nombreuses. Langue humide. Perte totale d'appétit, abattement, constipation toujours absolue. — Tr. 3 pilules de digitale. 2 de sulf. de quinine.

7. P. 90 le matin, T. M. 37,4; S. 39. Palpitations, douleurs présternales, courbature. Peu de sommeil. Langue chargée. Facies altéré. Urines fébriles. L'impulsion du cœur est forte. Pouls plein.

8. T. M. 37,3 : S. 39. Peu de sommeil. Sueurs abondantes le soir. Pas de céphalalgie. L'éréthisme cardiaque paraît céder un peu; pas de palpitations. Perte d'appétit. Le malade a encore un léger écoulement le matin. Il tousse un peu. On trouve dans les poumons quelques râles d'œdème rares et disséminés. Pas d'infiltration aux malléoles. Le bruit cardiaque est plus fort. On l'entend vers la pointe, et il se propage vers les carotides. Le maximum est toujours au même lieu, et la décroissance se suit avec assez de facilité. Le facies est toujours altéré.

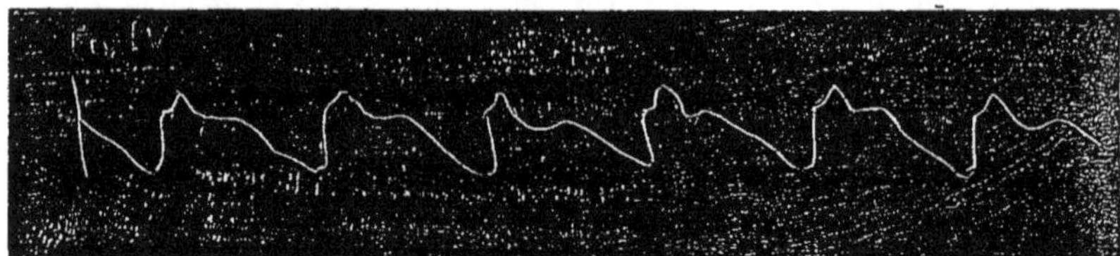

9. T. M. 37,7 ; S. 58,8. Un peu de sommeil. Toujours quelques sueurs le soir. Pas d'intermittences dans le pouls.

10. T. M. 37,2 ; S. 37,8. Sueurs abondantes, la veille depuis 3 heures de l'après-midi jusqu'à 7 ou 8 heures du soir. 2 heures 1/2 de sommeil environ dans la nuit. Urine abondante et normale. Persistance de la constipation. Ecoulement très-faible. Le souffle présente les mêmes caractères. Le cœur n'a pas changé de volume. En rapport avec la chute de la fièvre, amélioration réelle et notable. Le facies est meilleur et plus animé. Un peu d'appetit. Toujours quelques râles aux poumons.

11. T. M. 36,8 ; S. 37,4. Quelques sueurs. Pouls relativement faible.

12. T. M. 36,6 ; S. 37,6. Plus de sueurs. Un peu de sommeil. Mêmes caractères du pouls qui présente quelques intermittences. Tousse toujours un peu. Tr. Quinine. Digitale. Extrait de quinquina 4 gr.

13. T. 37,2 ; S. 37,5. Amélioration progressive.

14. T. M. 36,7 ; S. 37,5. Quelques sueurs. Pas d'oppression. Pouls régulier.

15. T. M. 36,4 ; S. 37,6. Ne tousse plus. Rien aux poumons. Ecoulement nul.

16. T. M. 37 ; S. 37,4. Etat nauséeux.

17. T. M. 36,8. S. 37. L'état gastrique s'est dissipé, la nuit a été bonne. Le pouls est plus plein, le souffle toujours rude. Le sentiment de bien-être se prononce. La base du cœur se trouve au bord supérieur de la 3e côte.

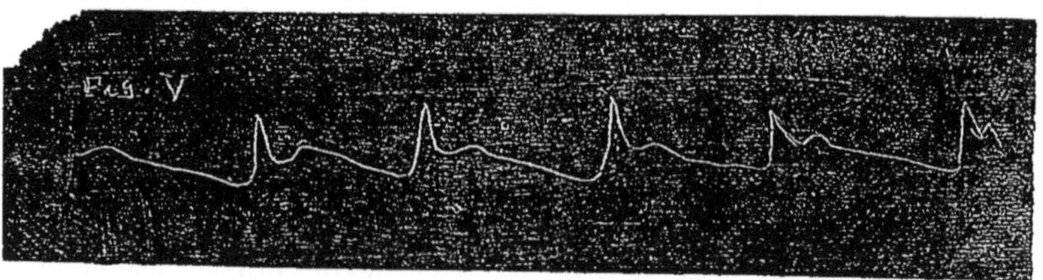

18. T. M. 37,1 ; S. 37,3.

19. T. M. 36,6 ; S. 37,2.

20. T. M 36,6 ; S. 37,1. L'amélioration continue, mais porte peu sur l'état local. Les signes stéthoscopiques sont les mêmes. Le pouls présente toujours quelques inégalités.

21. T. M. 36,6. On suspend la température. Le malade s'est levé dans la journée sans fatigue pendant quelques instants.

Au résumé, l'état pris en date du 23, nous donne les résultats suivants : L'état général est satisfaisant, mais le malade est considérablement affaibli. Il est pâle et fatigué. Pour le cœur, pas de nouveau bruit. Le choc est moins violent depuis quelques jours, mais soulève encore visiblement le paroi thoracique. La matité précordiale ne présente que 3 cent 1/2 environ et ne dépasse pas le 5e espace intercostal. Le souffle s'est peu modifie. Les conditions de siége, de localisation, dans le système aortique avec retentissement vers la pointe (1) sont les mêmes que précédemment; peut-être le timbre est-il moins rude. Le cou ne présente plus rien. Le pouls est lent, inégal, un peu d'oppression. Plus de sueurs. Les poumons sont sains. L'écoulement a totalement disparu.

24. Le sommeil et l'appétit reviennent. Ce matin, le malade demande de la nourriture.

26. L'amélioration se maintient, mais l'écoulement a reparu depuis hier. Palpitations assez marquées. Le souffle s'adoucit peu.

Discuter ici le diagnostic porté sur ce malade nous paraît presque superflu. Cette apparition d'un souffle bien et facilement constatable, cette évolution d'appréciation facile chez un sujet dont l'auscultation avait été auparavant pratiquée, une fois entre autres, avec tout le soin qu'imposait le danger révélé par la flèvre, nous semblent bien caractériser le début d'une maladie aigue nettement définissable, et devant laquelle doivent disparaître toutes les subtilités de nature à éveiller des doutes sur la réalité d'une affection cardiaque.

Les tracés sphygmographiques mettent également en évidence la nature générale de l'affection, mais de plus, les particularités qu'ils présentent sont de nature à nous entraîner, sur ce cas en particulier, à quelques vues sur les phénomènes dont l'orifice malade a dû être le théâtre.

Le pouls n° 1 recueilli le 30 septembre ne présente rien de bien remarquable, mais nous pouvions nous attendre à voir le tracé se modifier de façon à nous donner la ligne du rétrécissement aortique, et, contrairement à ces prévisions, nous l'avons vu continuer à traduire la brusque projection du sang, sous

---

(1) Propagation rétrograde de Marey.

l'influence de l'éréthisme cardiaque ; la chute était rapide. Quelques inégalités venaient refléter le traitement par la digitale, aussi bien que la réalité de la lésion et la gêne circulatoire Les tracés nº 2 et 3, sont de remarquables exemples de ces caractères et de ces inégalités. Le tracé n° 4, que nous obtînmes à plusieurs reprises pendant deux jours, rappelle le tracé 64 de l'ouvrage de Marey (1). Pris le huit octobre, il appartient à ces quelques jours où la température, se relevant subitement, nous donna des oscillations de deux degrés par jour, il reflète l'effort du cœur et la gêne circulatoire. Il rappelle des pouls à peu près analogues de Marey, mais nous ne croyons pas ici, vu l'âge du sujet et l'absence d'antécédents alcooliques, pouvoir nous rejeter sur une lésion artérielle pour l'expliquer. L'ascension saccadée nous paraît un phénomène de gêne circulatoire. Le dernier (n° 5) rappelle encore le pouls de l'aortisme et l'éréthisme du cœur. Depuis le 16 octobre, nous n'avons pu en prendre, mais le pouls a baissé, et il est probable que nous aurions des modifications nouvelles.

Nous n'osons affirmer que nous puissions obtenir celui du rétrécissement.

Ce désaccord entre la représentation graphique et les symptômes observés sont-ils de nature à faire rejeter la lésion aortique : nullement. Ils nous paraissent seulement devoir faire supprimer le terme rétrécissement. Si l'orifice avait diminué de diamètre, ce n'eût pu être que par l'inflammation, et le souffle produit eût dû tendre à céder avec l'amélioration, à supposer que la sténose eût éte assez marquée pour le produire. De plus, nous aurions eu le pouls correspondant ; condition douteuse au bout de cinq jours.

Mieux vaut, ce nous semble, songer à la forme d'endocardite nommée par Cornil et Ranvier proliférante, et attribuer notre souffle rude, nettement délimité (2), à une prolifération developpée au niveau ou sur une des valvules, assez considérable pour briser le cours du sang, organisée et stable.

Il est à croire sans doute qu'une observation ultérieure révé-

(1) Marey. Circulation du sang.
(2) Peter. Clinique médicale, p. 379.

lera des changements dans ces signes et fera rentrer ce malade dans une des deux catégories franches des altérations aortiques.

Après avoir établi, autant que l'observation a pu nous le permettre, les phénomènes accomplis, qu'il nous soit permis d'insister un instant encore sur leur cause, et de voir si la blennorrhagie peut être ici considérée comme cause des accidents, ou si le rapport de coïncidence doit simplement entrer en ligne.

Reprenons les faits saillants : Chez un sujet, chez lequel il n'existe pas la moindre prédisposition au rhumatisme, qui n'a jamais présenté aucune des affections signalées comme donnant lieu au développement d'une affection du cœur, sans autre chose que quelques phénomenes de nature douteuse et ayant cédé depuis de longues années, pour faire place à une excellente santé, se développe une blennorrhagie. Et voilà que, tout d'un coup, dans d'excellentes conditions d'hygiène, sans aucune autre cause appréciable, se déclarent des accidents dont l'endocarde est le théâtre, et dont la réalité ne saurait être contestée. L'affection suit sa marche normale. Grosse de menaces dès le début, elle atteint à deux reprises des températures qui nous font penser à un pronostic sinistré; avec son début coïncide une amélioration notable de l'état local, qui conduit assez rapidement à une guérison temporaire. Le fait nous semble parler de lui-même, et accuser nettement la parenté. Que de semblables cas soient rares, c'est vrai; mais qu'ils n'existent pas, nous pensons qu'il sera possible de se convaincre du contraire en les recherchant avec plus de soin.

Devons-nous essayer d'esquisser une symptomatologie pour cette forme d'endocardite, et voir si, de même qu'on a voulu faire un rhumatisme blennorrhagique spécial, il y a lieu de faire une classe à part et d'ériger une symptomatologie en rapport avec la cause, pouvant servir à la distinguer.

Nous ne le croyons pas; trop peu de faits sont soumis à notre étude. Dans ces exemples si rares, trop sont incomplets au point de vue qui nous occupe, et il nous serait impossible de rien affirmer, après mûr examen.

Tout au plus pouvons-nous nous permettre quelques appréciations, qui ne seront peut-être pas sans utilité.

Tout d'abord, afin de justifier des conclusions ultérieures, nous allons présenter le tableau sommaire des cas d'affections cardiaques blennorrhagiques, relevées par nous; nous en avons cité dix cas.

Brandes, 2 obs. — N° III.	Rhumatisme.	Endoc., souffle 1er temps.
— — N° X.	Rhumatisme.	Péric., — —
Hervieux, 1 obs. — N° II.	Rhumatisme.	Endoc., rétréciss .aortique.
Tixier, 2 obs. — Fait cité.	Rhumatisme.	Endoc., insuffisance mitrale.
— — N° VIII.	Rhumatisme.	Péric., — —
Voelker, 2 obs. — N° XII.	Rhumatisme.	Endoc., 1er bruit déd. à la base.
— — N° XIV.	Rhumatisme.	Endoc., insuffisance mitrale.
Lacassagne, 1 obs.	Pas de rhumatisme.	Péric., — —
Desnos, 1 obs.	Rhumatisme.	Endoc., lésion aortique double.
Fait de l'auteur.	Pas de rhumatisme.	Endoc., rétréciss. aortique.

Ce tableau nous permet de juger d'un coup d'œil la fréquence relative de l'endocardite et de la péricardite spécifiques. Il montre que des deux lésions, celle qui s'est présentée le plus souvent, c'est l'endocardite, et bien qu'il ne soit pas possible d'établir sur si peu de faits une stastique bien sérieuse, établit des présomptions fondées. Remarquons d'ailleurs que cela rentre absolument dans des lois bien connues: l'altération cardiaque, de nature rhumatismale n'est-elle pas bien plus fréquente que la péricardite de même cause ?

Laissons maintenant de côté les faits de péricardite, et bornons-nous à examiner ceux d'endocardite.

La première chose qui frappe, c'est que, le plus ordinairement, l'affection cardiaque est précédée de symptômes articulaires. Nous laisserons à d'autres le soin de tirer de ce fait des arguments en faveur de la nature de la blennorrhagie. Nous nous contenterons de le constater, mais, en même temps, nous mettrons en regard notre observation. Bien qu'unique encore, elle prouve que le rhumatisme n'est pas l'intermédiaire obligé entre les deux termes extrèmes, et que l'influence de la blennorrhagie sur le cœur peut être directe.

Comme moment de début, par rapport à la blennorrhagie

antécédente, il est variable. La moyenne paraît être à quatre ou cinq semaines.

Comme mode de début. nous trouvons aussi de notables différences. Il peut se produire avec une grande netteté, de telle sorte qu'il est impossible de méconnaître une affection aigue intercurrente. Il peut aussi être insidieux, ainsi que le prouve le peu d'importance attribué, dans certaines observations, au souffle signalé, surtout lorsqu'on peut rejeter sur le rhumatisme la responsabilité de l'appareil fébrile.

Comme fièvre, nous ne sommes pas le seul à en accuser l'intensité. La violence du frisson initial a été plusieurs fois signalée. Cependant, notre observation est, avec celle de péricardite publiée par M. le docteur Lacassagne, la seule où la température prise d'une façon régulière, puisse fournir matière à quelques considérations. L'élévation peut être considérable, très-considérable même, puisqu'elle a pu atteindre le chiffre de 40°. Pour apprécier les craintes que devait faire concevoir la violence de cette pyrexie, et pour faire voir en même temps qu'elle obéit à des lois connues, nous nous reporterons à l'excellent ouvrage de Wunderlich (1) : « Des fluctuations considérables et irrégulieres dans la température, semblables à celles de la pyhémie, sont très-communes dans l'endocardite : elles sont toujours très-dangereuses et rendent probable une terminaison fatale. » Nous savons qu'il est d'ailleurs classique, qu'il y a lieu de s'inquiéter toutes les fois que, dans l'endocardite simple, la fièvre dépasse 39°. Le même auteur n'a pas oublié de signaler les cas analogues aux nôtres, et c'est dans l'endocardite rhumatismale que nous les retrouvons. Il signale l'élévation de la température, comme plus considérable normalement quand la complication siége aux valvules aortiques, considération qui explique son heureuse terminaison.

Comme autres phénomenes, ils ne paraissent pas avoir été bien graves, sauf dans la curieuse observation de M. le docteur Desnos.

L'angoisse précordiale est plus ou moins marquée ; le plus

(1) Wunderlich. Chapitre relatif à l'endocardite et au rhumatisme aigu.

souvent, elle l'est peu. Il en est de même des palpitations; notre cas comporta l'absence presque complète de ce phénomène. On sait d'ailleurs que, dans l'endocardite simple, quelle qu'elle soit, on voit à ce sujet de très-grandes inégalités. Les phénomènes syncopaux de l'observation dont nous venons de parler sont heureusement rares, et peuvent surtout servir à faire réserver le pronostic.

Pour le siége de la lésion, il présente une particularité qui n'a pas dû échapper. Sur nos sept cas, nous en trouvons quatre nets de bruits de base, et dans les quatre, le souffle est au premier temps, avec maximum au foyer des bruits aortiques. Nous ne nous croyons autorisé à tirer de cette statistique trop restreinte aucune conclusion, mais nous signalons cette proportion qui si elle se continuait, pourrait peut-être fournir une condition de la symptomatologie générale de l'affection. Elle est, en effet, en opposition avec ce qui s'observe dans les endocardites rhumatismales simples.

Comme pronostic, rien de particulier ; à côté de cas essentiellement passagers, comme le n° 3 de Brandes, les n°ˢ 13 et 14 de Voelker, où les accidents ont porté le cachet d'une remarquable bénignité, nous voyons, dans le cas de Desnos, un exemple de la gravité immédiate des accidents concomitants. Celui de Lorain est plein de terribles réalités. Enfin, ceux de Hervieux, de Desnos et le nôtre, nous montrent l'altération en puissance complète de développement, faisant peser sur l'avenir des individus affectés les craintes qui pèsent sur tous les cardiaques, avec tout l'enchaînement fatal des accidents liés au cycle morbide, influencés seulement par le genre de vie et le siége du mal.

Signalons encore la diarrhée qui a, chez notre malade, accompagné le début des accidents. Le même caractère se retrouve chez le malade de M. le docteur Lacassagne.

Nous insisterons encore sur le fait présenté par notre malade, de la coïncidence de la diminution de l'écoulement avec le début des accidents cardiaques, de la guérison temporaire, et de la réapparition de l'écoulement supprimé au moment de la convalescence. Ce fait, offert aussi par un autre des malades cités, nous paraît très-important au point de vue de la pathogénie.

Enfin, de tous les malades dont nous avons donné l'histoire résumée, et dont nous avons pu trouver le tempérament, un ou deux au plus ne présentaient pas le lymphatisme.

Nous voyons donc que, jusqu'à présent, du moins, si nous voulions fonder une description spéciale pour l'endocardite blennorrhagique, nous serions forcé de nous rejeter sur des faits aussi incontestables que le premier caractère donné par Voelker pour distinguer le rhumatisme blennorrhagique du rhumatisme simple : c'est que le rhumatisme blennorrhagique s'accompagne de blennorrhagie, et que le rhumatisme simple en est exempt.

Nous n'avons nullement dessein d'essayer d'expliquer le rapport entre la blennorrhagie et l'affection cardiaque. Tout au plus, pourrions-nous passer en revue les diverses opinions émises ; cela n'entre point dans notre plan. Nous rappellerons cependant que, chez notre malade, comme chez un autre où les antécédents ont été pris avec soin, il est possible de retrouver quelques palpitations de jeunesse. N'est-ce pas là l'indice du point faible? « L'état génital donne le branle à l'organisme, le rhumatisme apparaît. » Ne serait-il pas possible de modifier cette phrase et de remplacer le mot rhumatisme par le mot endocardite? La pensée en serait-elle changée ?

Sur ces points, d'autres faits, croyons-nous, permettront de mieux juger.

Nous nous bornerons à signaler l'intérêt de la question, et nous nous contenterons de résumer, pour terminer ce travail, les conclusions qui nous paraissent découler des faits exposés.

Ces conclusions sont en grande partie les mêmes que celles de M. le docteur Lacassagne, réserve faite des modifications qu'ont pu leur imprimer les faits survenus depuis :

1º La blennorrhagie peut se compliquer d'inflammation de toutes les séreuses, et agir d'une façon directe sur chacune d'elles.

2º Le rhumatisme n'est nullement l'intermédiaire obligé entre la lésion spécifique et la lésion de la séreuse, bien que les cas de coexistence des deux complications soient les plus fréquents.

3⁰ L'organisme attaqué répond suivant sa prédisposition.

4° Les complications cardiaques sont très-rares. L'orifice le plus habituellement pris semble être l'orifice aortique.

5° L'endorcadite spécifique paraît susceptible de présenter les mêmes symptômes et les mêmes dangers que l'endocardite simple. Il ne paraît pas y avoir lieu d'en faire une étude à part.

6° L'endocarde paraît atteint aussi souvent que le péricarde, sinon plus.

www.ingramcontent.com/pod-product-compliance
Ingram Content Group UK Ltd.
Pitfield, Milton Keynes, MK11 3LW, UK
UKHW022252070726
13613UKWH00005B/2239